D1666475

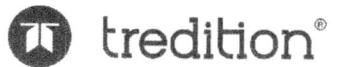

www.tredition.de

Julian Siebert

Der Coronavirus Ratgeber

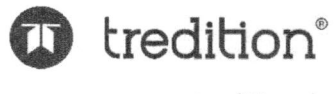

www.tredition.de

© 2020 Julian Siebert

Verlag und Druck: tredition GmbH, Halenreie 40-44, 22359 Hamburg

ISBN
Paperback: 978-3-347-05106-5
Hardcover: 978-3-347-05107-2
e-Book: 978-3-347-05108-9

Das Werk, einschließlich seiner Teile, ist urheberrechtlich geschützt. Jede Verwertung ist ohne Zustimmung des Verlages und des Autors unzulässig. Dies gilt insbesondere für die elektronische oder sonstige Vervielfältigung, Übersetzung, Verbreitung und öffentliche Zugänglichmachung.

Der Coronavirus Ratgeber

Vorwort

Wie kann ich mich vor einer Grippe schützen? Wie schaffe ich es weniger oft krank zu sein? Wieviel soll ich trinken? Soll ich vielleicht Vitamine zu mir nehmen? Wenn ja, welche? Das sind Fragen die mir als Therapeut immer wieder begegnen.

Der eine Patient hat sich noch nie ernsthaft um seine Gesundheit gesorgt, bis ein Ereignis ihn im wahrsten Sinn des Wortes wachrüttelte und ihm klar machte, dass er sich doch mehr um sich kümmern muss. Ein anderer Patient hat sich schon öfters (neben dem Beruf oder neben dem Studium) mit Gesundheitsfragen auseinandergesetzt, doch ihm fehlt immer noch die Unterstützung. Und zwar Unterstützung die ihm im Umgang mit seinem Körper und der eigenen Gesundheit weiterhelfen.

Ich habe beide Patiententypen kennenlernen dürfen. Neben ihnen gibt es noch weitere Patiententypen.

Da haben wir den, der alles „klein" macht. Sei es die Wichtigkeit seiner Ernährung oder eine über das Land ziehende Grippewelle mit den damit verbundenen Vorsichtsmassnahmen.

Ein anderer Patiententyp ist der der sich vor dem was ihn schädigen könnte stark ängstigt. Angefangen von Bakterien und Viren über die „stressige Arbeit" die ihn „kaputt" macht, bis zu der Angst, dem Körper etwas zuzumuten was er nicht verträgt. Als Therapeut muss man diese Menschen an die Hand nehmen und sie da abholen wo sie zurzeit stehen. Diese Menschen sind die notwendigen Schritte in ein gesundheitsbewusstes Leben entweder aus Angst, Unwissenheit, zu wenig Interesse oder falsch gesetzten Prioritäten noch nicht gegangen.

Ich habe über die Jahre hinweg gelernt wie man diesen Menschen entscheidend weiterhelfen kann.

Als ganzheitlich denkender, sowie arbeitender Therapeut habe ich sehr häufig erleben dürfen, wie sich Menschen durch Betreuung und die damit verbundenen Ratschläge sowie wegweisenden Informationen in ein gesundheitsorientiertes, umsichtiges und verantwortungsbewusstes Mitglied der Gesellschaft entwickelten.

Ich durfte die besten Seiten der Menschen kennenlernen. Wie begeisterungs- und verwandlungsfähig ein Mensch doch sein kann. Hingegen lernte ich auch Seiten kennen, die weder für denjenigen noch für seine Mitmenschen von Vorteil waren. Gerade im Angesicht grosser bevorstehender Aufgaben sah ich des öfteren den sogenannten „Schweinehund" durchkommen. Dieser sorgte bei mehr als nur einer Situation dafür, dass die Leute die Flinte ins Korn warfen und aufgaben.

Insbesondere in der jetzigen Zeit ist es außerordentlich wichtig mit unserem inneren Schweinehund zu kämpfen und ihn schlussendlich zu besiegen. Wir sollten gerade jetzt darauf acht geben nicht in alte Muster zu verfallen. Wir dürfen das Notwenige nicht mit dem tauschen, was wir bereits seit Jahren machen. Wir müssen die Bequemlichkeit sowie das mangelnde Verantwortungsbewusstsein ablegen und uns weiterentwickeln.

Inhaltsverzeichnis

Kapitel 1

Was macht ein Virus aus und was ist der Unterschied zu einer Bakterie?

Viren und Bakterien sind immer mal wieder Thema in den Medien. Sie sorgen für Unruhe und über sie herrscht des öfteren Unwissenheit.

Vogelgrippe, Schweinegrippe, Ebolafieber sowie SARS und SARS 2.

Was haben diese Erkrankungen gemeinsam? Richtig! Es handelt sich bei ihnen durchweg um Erkrankungen die durch Viren verursacht werden.

- Vogelgrippe: Durch das A/H5N1 Virus

- Schweinegrippe: Durch das A/H1N1 Virus

- Ebolafieber: Durch das Ebolavirus

- SARS: Durch das SARS-Corona-Virus

- SARS 2: Durch das SARS-Corona-Virus 2

H5N1 und H1N1, die die Vogelgrippe, wie auch die Schweinegrippe verursachen, gehören zu den Influenzaviren. Influenza ist den meisten Menschen sehr geläufig, es handelt sich um das klassische Grippevirus.

Die Familie der Influenzaviren ist grösser als man denkt. Sie ist folgendermaßen aufgebaut:

Influenza Virus A:

Hierbei handelt es sich um den typischen Grippeerreger des Menschen. Zwei seiner Untertypen sind die oben aufgelisteten A/H5N1 und A/H1N1.

Influenza Virus B:

Es handelt sich hier um einen eher schwächeren Virustypen, dem wir hier weniger Beachtung schenken.

Influenza Virus C:

Es handelt sich hier ebenfalls um einen Virustypen, der keine bis wenig Symptome macht. Auch ihm schenken wir weniger Beachtung.

Das Coronavirus:

Das Virus ist der Auslöser der Erkrankung „SARS", ausgeschrieben bedeutet es „Schweres akutes respiratorisches Syndrom". Es gehört zur gleichen Gruppe wie das neu aufgekommene SARS 2 Virus. Beide gehören ein und derselben Untergruppe der Coronaviren an. Es ist nicht allzu bekannt das wiederum ein anderer Untertyp des Coronavirus des öfteren grippale Infekte beim Menschen auslöst.

Das hier ist eine kurzgehaltene Übersicht über einen Teil der Coronafamilie:

SARS Virus:

Es breitete sich im Jahr 2003 in China aus und von dort aus über weitere Länder hinweg.

SARS 2 Virus:

Es breitete sich Anfang 2020 von China über viele Länder hinweg aus. Es infizierte bisher tausende Menschen und viele verlieren (verloren) durch das heimtückische Virus ihr Leben.

Jetzt komme ich zur eigentlichen Frage des Kapitels. Was kennzeichnet eigentlich Viren und unterscheidet sie von den Bakterien:

Ein Virus ist winzig klein und verfügt über eine sogenannte DNA, oder auch RNA als genetische Information. Sie befallen eine der vielen Körperzellen und manipulieren diese. Das Virus versucht damit am Leben zu bleiben und sich weiter zu vermehren. Es wird nach gelungener Manipulation der Körperzelle und ihres Zellkerns von eben dieser versorgt.

Viren sind auf die Zellen des Wirtes angewiesen. Sie benötigen dringend die Stoffwechselprozesse die in einer Zelle von statten gehen. Sie können sich nicht eigenständig vermehren. Sie werden dem Wirt in soweit gefährlich, weil sie häufig die betroffene Zelle mit ihrer Manipulation zerstören. Der Größenunterschied zwischen Virus und Bakterie ist gravierend und beträgt ca. 1:100.

Bakterien sind nicht nur um einiges grösser als Viren, sie können sich im Gegensatz zu ihnen auch selbstständig vermehren bzw. teilen. Sie besitzen Fortsätze mit denen sie sich fortbewegen können. Sie verfügen über einen eigenen Stoffwechsel und sind nicht wie das Virus an den Wirt gebunden. Bakterien sind Lebewesen, Viren jedoch nicht. Bakterien scheiden des öfteren Stoffwechselendprodukte aus, die für den Menschen gefährlich werden können, darüber hinaus können sie unter Umständen lange Zeit im Körper verweilen.

Kapitel 2

Übersicht über das Coronavirus und Influenzavirus

In diesem Kapitel möchte ich euch zeigen wie die beiden Virusarten in der Übersicht aussehen:

Coronavirus (SARS 2):

Inkubationszeit (Zeit zwischen der Infektion und dem Ausbrechen der ersten Symptome, in der der Patient hochgradig ansteckend ist): Bis zu 14 Tagen

Symptome: Fieber, trockener Husten (typisch für Viren), Atemnot, Kopf- und Gliederschmerzen, Müdigkeit, Halsschmerzen und auch Verdauungsstörungen können der Fall sein. Außerdem kann es zu Bindehautentzündungen kommen.

Influenzavirus:

Inkubationszeit: 1-3 Tage

Symptome: Ein schnell einsetzendes sowie sehr starkes Krankheitsgefühl, ausgeprägte Müdigkeit, Fieber, trockener Husten, Kopf- und Gliederschmerzen, Entzündung der Nasenschleimhaut mit „laufender Nase", Entzündung des Rachens, Halsschmerzen, Durchfall

Der maßgebliche Unterschied zwischen diesen beiden viralen Infektionen ist die **Atemnot**, die beim COVID-19 (SARS 2) der Fall ist, hingegen bei der Influenzagrippe kaum bis gar nicht vorhanden ist.

Außerdem leidet der Grippepatient bei weitem mehr an einer Entzündung der Nase als es der COVID-19 Patient es tut.

Als Vergleich zur COVID-19 und Influenzagrippe habe ich nachfolgend nochmal den sogenannten grippalen Infekt aufgelistet:

Grippaler Infekt:

Erreger: z.B. Rhinovirus und Coronavirus (zur Erinnerung: Es handelt sich hier um eine andere Untergruppe der Coronaviren, nicht etwa um SARS oder SARS 2)

Inkubationszeit: 1-5 Tage

Symptome: Niesen, laufende Nase, Kopf- und Gliederschmerzen, Husten, Müdigkeit, Halsschmerzen, evtl. Fieber

Kapitel 3

Immunsystem stärken

Nachfolgend habe ich eine ganze Reihe Tipps und Tricks für die **Stärkung des Immunsystems** aufgeschrieben.

Sie müssen nicht denken, dass Sie jeden Tipp haargenau befolgen müssen.

Sie können sich z.b. ein paar Tricks, die Ihnen besonders gut gefallen, heraussuchen, um sie dann enthusiastisch durchzuführen.

Vitamin C zu sich nehmen:

Vitamin C ist mitunter der perfekte Unterstützer in Erkältungszeiten. Es aktiviert die Soldaten des Immunsystems (weiße Blutkörperchen) und hilft ihnen die Energie zu haben um den Erreger (z.b. Viren oder Bakterien) zu verfolgen und zu beseitigen.

Die Leber profitiert im besonderen Maß von Vitamin C. Da die Leber, neben der Niere, der Haut, der Lunge sowie dem Darm ein sehr wichtiges Organ für die Entgiftung und Ausscheidung von Fremdstoffen ist, ist ihre Funktionsfähigkeit sehr wichtig. Vitamin C hilft ihr bei der Aufgabe, den Körper von Medikamenten, Chemikalien und sonstigen Fremdstoffen zu befreien, damit sie sich auf die Abwehr eindringender Erreger konzentrieren kann.

Das Vitamin C hilft uns des Weiteren bei der Aufnahme von Eisen aus unserer Nahrung. Dadurch trägt es zu einem gesunden Immunsystem bei.

Was für die Zeit vor und nach einer Krankheit wichtig ist, ist der Aufbau bzw. Wiederaufbau des menschlichen Gewebes. Kollagen, das in diesen Zeiten durch diverse Entzündungsprozesse geschädigt oder zerstört wird, profitiert vom Vitamin C, da es von diesem wieder aufgebaut wird.

Um die Liste der Vitamin C Wirkungen zu komplettieren, habe ich hier nochmals weitere aufgelistet:

- Es kann gegen Müdigkeit helfen

- Es kann den Cholesterinspiegel senken

- Es kann bei Allergien helfen

- Es liefert viel Energie für den Stoffwechsel

- Der Hormonspiegel kann positiv beeinflusst werden

- Hilft bei der Vorbeugung von Krebs

- Kann zum Schutz der Adern und des Herz-Kreislauf-Systems beitragen

In Erkältungs- bzw. Grippezeiten ist eine erhöhte Einnahme von Vitamin C sehr empfehlenswert. Durch den ständigen Kontakt mit krankmachenden Erregern werden viele Vitamine verbrannt. Daher sollte es vermehrt zugeführt werden.

Zu empfehlen ist hochdosiertes Vitamin C aus **Acerola Extrakt**. Da man Vitamin C, was für den Körper so gut ist, nicht überdosieren kann, lohnt es sich eher mehr zu sich zu nehmen als zu wenig.

Zink zu sich nehmen:

Das Spurenelement Zink ist essentiell für viele Prozesse die im Körper von statten gehen. Es ist wichtig für die Heilung einer Wunde. Ausserdem um das Gleichgewicht des Säure-Basen-Haushalts zu gewährleisten sowie für das korrekte funktionieren des Immunsystems. Es hat einen gewichtigen Einfluß auf unser Erbgut (DNS/RNS). Es schützt die Körperzellen vor Schwermetallen wie Blei oder Nickel. Auch für die Psyche ist es von grossem Wert. Zink kann Erkrankungen wie Depressionen und Psychosen positiv beeinflussen.

In der momentanen Zeit, in der das Immunsystem mit so vielen Angreifern zu kämpfen hat, ist eine ausreichende Zinkversorgung des Körpers extrem wichtig.

Nahrungsmittel mit viel Zink, sind:
- Kürbiskerne

- Haferflocken

- Pekannüsse

- Austern

Vitamin D3 über die Sonne aufnehmen:

Hierfür eignet sich hervorragend ein Spaziergang im Freien. Vitamin D3 wird mithilfe von Sonneneinstrahlung gebildet. Unter dem Einfluss von UV-B Strahlung wird die Vorstufe von Vitamin D gebildet. Diese gelangt über den Blutkreislauf zur Leber sowie zur Niere und wird dort zum besagten Vitamin D umgebaut.

Ein Spaziergang von 15 Minuten an der Sonne ist sehr empfehlenswert. Nach Möglichkeit ist auf Sonnenschutzcreme mit einem Lichtschutzfaktor über 20 zu verzichten. Er würde dazu beitragen, dass die Haut die wichtige Strahlung nicht bekommt und somit die Herstellung des Vitamins nicht funktionieren kann.

In den dunklen Wintermonaten kann man einen Teil des Bedarfs an Vitamin D über die Nahrung zuführen. Dazu geeignet sind Lebensmittel wie Lachs, Hering, Makrele. Außerdem sind Eier und Butter ein guter Lieferant.

Die Funktionen von Vitamin D sind eng verwoben mit dem Spurenelement Kalzium. Es hilft bei der Aufnahme von Kalzium im Darm und unterstützt es bei seiner Arbeit im Körper.

Das Immunsystem profitiert davon ebenfalls. Vitamin D sorgt für eine vermehrte Bildung und Ausreifung der Leukozyten. Damit ist es sehr wichtig in Zeiten grassierender Grippe und anderer Infektionen.

Viel trinken:

Unser Körper besteht je nach Lebensalter aus 60% - 80% Wasser. Es ist für jeden Vorgang im Körper wichtig. Ohne Wasser verdickt sich das Blut und wird in seiner Fliessgeschwindigkeit stark verlangsamt. Die Organe werden mangelhaft mit Sauerstoff und Nährstoffen versorgt. Damit ist es überaus wichtig für das funktionieren des Immunsystems und die Bewegung der Leukozyten (Soldaten des Immunsystems) zum Entzündungsort oder dem Ort wo der Erreger (Virus oder Bakterie) eingedrungen ist.

Auch zur Ausschwemmung aus dem Körper ist Wasser essentiell.

Um die Ausschwemmung von fremden Stoffen aus dem Körper zu erreichen, ist es ratsam das Wasser vorher für mindestens 10 Minuten abzukochen. Anschließend lässt man es durch einen Kaffeefilter laufen, damit die durch das Abkochen gelösten Teilchen ausgefiltert werden. Was nun übrig bleibt, ist reines Wasser und gut dafür geeignet getrunken zu werden. Jetzt kann es viele Stoffwechselendprodukte aus dem Körper herausziehen und ihn dadurch ausgezeichnet von Innen säubern.

Tee trinken:

Es gibt eine Reihe von Teesorten die zur Grippezeit geeignet sind.

Beispiele sind:
- Brennesseltee: Mit seiner hervorragenden harntreibenden Wirkung

- Lindenblütentee: Ist stark schweißtreibend und damit reinigend

- Ingwertee mit Honig (nach Möglichkeit frischen Ingwer und Bio Honig nehmen)

- Thymiantee (am besten auch frischen Thymian verwenden)

- Grüner Tee (ist entzündungshemmend und harmonisiert das Immunsystem)

Viel Gemüse und Obst zu sich nehmen:

In Gemüse und Obst befindet sich ein Sammelsurium an Vitaminen und Spurenelementen. Ausserdem beinhalten sie reichlich Ballaststoffe, welche für die Darmreinigung perfekt sind. Es empfiehlt sich viel grünes Gemüse zu sich zu nehmen. Grünes Gemüse enthält viel Chlorophyll (das sogenannte Blattgrün). Chlorophyll wirkt nicht nur stark gegen freie Radikale (als Krebsprophylaxe) sondern auch gegen Magnesium- sowie Eisenmangel. Zu guter Letzt hat es eine entgiftende Wirkung auf den Körper.

Auf Gluten und raffinierten Zucker verzichten:

Ich möchte niemanden zwingen für immer auf das geliebte Weizenbrot oder die Vollmilch-Schokolade zu verzichten. Es muss einem jedoch klar sein, dass die beiden wahre Spurenelementdiebe sind und damit negativ in die körperlichen Prozesse eingreifen. Ein Verzicht von Gluten und Zucker ist ein Baustein den Körper gesünder und stärker zu machen. Ein Verzicht würde sich positiv auf den Säure-Basen-Haushalt und die Darmgesundheit auswirken. Auch die Leistungsfähigkeit von Leber, Niere und Immunsystem würden nachhaltig verbessert werden.

Ingwer und Enzian nehmen:

Beide gehören zu den Bitterstoffen und wirken nicht nur durchblutungsverbessernd und keimbekämpfend sondern wirken auch positiv auf die Verdauung. Bei Ingwer handelt es sich um eine wahre Spurenelementbombe. Er beinhaltet neben Vitamin C auch Magnesium, Kalzium, Natrium, Phosphor, Kalium und Eisen. Was sehr gut gegen eine aufkommende Erkältung hilft, ist frischer Ingwer mit Naturhonig.

Nebenbei eignet sich Ingwer auch hervorragend zum Abnehmen. Ingwerwasser (ohne zusätzliche Aromen) wirkt stoffwechselanregend und appetitdämpfend.

Oregano zu sich nehmen:

Oregano ist auch als starkes natürliches Antibiotikum bekannt. Es wirkt gegen Bakterien und Viren. Es verstärkt die Durchblutung und wirkt gegen Entzündungen bzw. Schmerzen.

Man kann frischen Oregano hervorragend in einem Tee, gemeinsam mit Ingwer und Naturhonig mischen.

Den Körper vor Auskühlung schützen:

Ein langandauernder Kältereiz führt im Körper zu einer anhaltenden Anspannung der Adern und damit zu einer schlechten Durchblutung der Organe bzw. Gewebe des Körpers. Das machen sich Erreger zu nutze und befallen den Körper, der sich aufgrund des Kältereizes nicht ausreichend wehren kann.

Kolloidales Silber zu sich nehmen:

Kolloidales Silber (auch Silberwasser genannt) ist als wirkungsvolles Antibiotikum bekannt. Es kann gegen unterschiedliche Arten von Infektionen helfen. Es stört den Stoffwechsel von Viren, Bakterien sowie Pilzen. Manche Menschen verwenden es, wie ich gehört habe, auch als Desinfektionsmittel.

Knoblauch und Bärlauch zu sich nehmen:

Knoblauch zählt genauso wie Oregano zu den natürlichen Antibiotika. Er kann Bakterien und Viren abtöten.

Ein tolles Rezept rund um die „Knolle" ist: Eine Brotscheibe nehmen, darauf Butter und Naturhonig, wiederum darüber reichlich Thymian streuen und am Ende eine halbe Knoblauchzehe drauflegen. Bitte 3 mal am Tag zu sich nehmen.

Bärlauch ist ein toller Vitamin C Lieferant. Dadurch ergibt sich seine Anwendungsmöglichkeiten in der momentanen Zeit. Er wirkt sehr gut gegen bakterielle und virale Infekte.

Kamille und Johanniskraut:

Die beiden gelten als starke Entzündungshemmer und sind dabei für Verdauungsprobleme, Entzündungen im Lungen- bzw. Atemwegsbereich, aber auch bei Verletzungen gut anwendbar.

Darüber hinaus wirkt Kamille krampflösend, antibakteriell sowie als Prophylaxe gegen Krebs. Auch bei Entzündungen im Mund- bzw. Rachenbereich ist es anwendbar.

Wechselgüsse für die Abwehrkräfte:

Sogenannte Wechselgüsse dienen der Abhärtung und sind förderlich für das Immunsystem. Der Wechsel zwischen warmem Duschen und kaltem Begießen des Körpers erzeugt eine stark verbesserte Durchblutung in allen Geweben. Nach dem starken Zusammenziehen der Adern (beim Kältereiz) stellt sich eine noch intensivere Weitstellung (reaktive Hyperämie) dieser Adern ein. Dadurch werden alle Gewebe vermehrt mit Sauerstoff und Nährstoffen versorgt.

Ein Wechselguss-Ablauf unter der Morgendusche könnte so aussehen:
- 5 Minuten warm duschen

- 10 Sekunden kalt abgießen

- 5 Minuten warm duschen

- 10 Sekunden kalt abgießen

Wichtig: Menschen mit Herzproblemen sollten mit dem raschen Wechsel der Temperatur sehr aufpassen oder es gar unterlassen.

Kurkuma:

Das im Kurkuma befindliche Curcumin besitzt eine entzündungshemmende Wirkung. Es reinigt effizient den Darm und trägt damit zu einem guten Immunsystem bei. Es gibt Kurkuma u.a. in Kapsel- und in Pulverform.

Da Peperin (Bestandteil des Pfeffers) die Aufnahme von Kurkuma verstärkt, lohnt es sich beide gemeinsam zu nehmen.

Ich kombiniere das Kurkumapulver gerne mit Gerstengras und Hagebuttenpulver. Gerstengras ist ein wahres Füllhorn an Vitaminen und Spurenelementen und Hagebutte enthält viel Vitamin C.

Gut zu wissen: Kurkuma und Naturhonig stellen kombiniert ein sehr gutes, natürliches Antibiotikum dar.

Über den Rücken an die Organe herankommen:

Man kann es kaum glauben, doch es ist wahr. Jeder Teil des Rückens entspricht einem anderen Organ. Die Osteopathie sowie die Bindegewebsmassage arbeiten über Nervenstränge die den Rücken mit den Organen verbinden. Wir können diese Nerven für uns nutzen um positive Einflüsse auf unsere Eingeweide zu haben. Dazu verwendbar sind Igelbälle und Tennisbälle (zur Selbstbehandlung) oder auch nur ein Wärmekissen für 30 Minuten auf den Rücken legen.

Wie die Organe mit den Rückenbereichen verbunden sind, habe ich unten aufgelistet:

- Die Lunge und das Herz sind mit dem Bereich zwischen den Schulterblättern verbunden

- Der Magen ist mit dem Bereich knapp unterhalb des linken Schulterblattes verbunden

- Die Leber ist mit dem Bereich knapp unterhalb des rechten Schulterblattes verbunden

- Der Dünndarm ist mit dem unteren Rücken verbunden

- Die Harnblase, die Gebärmutter und die Prostata sind mit dem Bereich zwischen den Pohälften verbunden

Um das Immunsystem zu stärken, könnte man als Beispiel, jeden Abend ein Wärmekissen auf den Bereich unterhalb des rechten Schulterblattes legen.

Die Brustwirbelsäule selbst behandeln:

Die Brustwirbelsäule ist für die Wundheilung, für die Durchblutung der Arme, Beine, des Kopfes, sowie der inneren Organe sehr wichtig. Bei vielen Menschen löst die Behandlung der Brustwirbelsäule ein wohltuendes, wie auch entspannendes Gefühl aus.

Was wir zur Eigenbehandlung dieses wichtigen Bereiches brauchen, ist nur ein gerolltes Handtuch sowie ein harter Boden auf den wir uns drauf legen können.

Als erstes rollen wir ein Handtuch und legen uns auf den Boden. Anschließend legen wir uns mit dem Rücken auf das gerollte Handtuch, was sich zu aller erst quer auf Höhe unserer Nieren befindet. Auf der Handtuchrolle drauf liegend, atmen wir 5 Mal tief ein und aus.

Als nächsten Schritt legen Sie das Handtuch ein wenig über die Nierenregion, legen Sie sich erneut darauf und atmen Sie auch wieder 5 Mal ein und aus.

Auf diese Art gehen Sie hoch bis zum Wirbelsäulenbereich der knapp oberhalb der Schulterblätter liegt (bei diesem Bereich müssen Sie, um ihn zu dehnen, zusätzlich den Kopf nach hinten überstrecken).

Nutzen Sie die Brückenstellung um Ihren Körper zu behandeln:

Legen Sie sich auf den Rücken und stellen Sie beide Beine auf. Die Hände legen mit ihren Handflächen unter dem Bauch. Anschließend kombinieren Sie die Atmung mit den Bewegung Ihres Körpers:

Wenn Sie einatmen stemmen Sie Ihren Po mithilfe der Beine in die Luft

- Während der darauffolgenden Ausatmung, lassen Sie den Po sanft hinunter und ziehen dabei den Bauch mit Hilfe der Hände in Richtung Nase

- Diesen Vorgang wiederholen Sie insgesamt 10 Mal

Die Übung darf mehrmals am Tag durchgeführt werden. Sie dient der Entstauung der Beine und fördert die Darmbewegung. Damit hat sie einen positiven Einfluss auf die Entschlackung und auf das Immunsystem.

Achten Sie auf die Ausatmung:

Führen Sie folgende Übung durch um einen entspannenden, darmreinigenden Effekt zu bekommen:

- Legen Sie sich auf den Rücken, beide Beine liegen auf dem Boden bzw. Bett

- Legen Sie Ihre Hände mit den Innenflächen auf den Bauch

- Fangen Sie an bewusst zu atmen

- Atmen Sie, dabei lassen Sie die Hände locker.

- Pausieren Sie mit dem Atmen

- Anschließend atmen Sie aus und drücken mit den Händen leicht in Richtung der Wirbelsäule

- Diesen Vorgang wiederholen Sie nun mehrfach. Das Ziel dabei ist die Pause und die darauffolgende Ausatmung nach und nach zu verlängern.

Durch die verlängerte Ausatmung erzeugen Sie mehr Entspannung, sowie eine verstärkte Entstauung des Darms.

Nehmen Sie Bryonia zu sich:

Gerade am Anfang einer Erkältung kann das homöopatische Mittel Bryonia (Zaunrübe) erstaunliches leisten, da es den Körper vor dem weiteren Eindringen der Erreger schützt.

Nehmen Sie Chlorella zu sich:

Chlorella vulgaris ist eine Alge und ein ausgezeichneter Vitamin C Lieferant. Nebenbei beinhaltet es auch Vitamine der B-Gruppe, Zink, Eisen, Magnesium und Calcium.

Ein weiterer Inhaltsstoff von Chlorella ist das Chlorophyll (das sogenannte Blattgrün). Chlorophyll wirkt nicht nur stark gegen freie Radikale (Krebsprophylaxe) sondern auch gegen Magnesium- sowie Eisenmangel. Zu guter Letzt hat es eine entgiftende Wirkung auf den Körper.

Nehmen Sie viel Omega 3 Fettsäuren zu sich:

Diese Fettsäuren befinden sich in vielen pflanzlichen Lebensmitteln wie Spinat, Rosenkohl, Bohnen, Avocado. Gute Omega 3 Lieferanten sind auch Lachs, Forelle, Sardine, Leinöl, Rapsöl und Chiaöl.

Aus der Erfahrung heraus ist der Omega 6 Wert bei den meisten Menschen erhöht und der Omega 3 Wert zu niedrig. Man sollte ein Gleichgewicht zwischen beiden anstreben.

Die Omega 6 Fettsäuren stehen in dem Verdacht Entzündungen im menschlichen Körper zu verursachen.

Omega 3 wiederum sorgt für Herzgesundheit und gesunde Adern.

Trinken Sie Lindenblütentee und legen Sie sich ins Bett:

Sich hin und wieder ordentlich auszuschwitzen kann nie schaden. Normalerweise können wir dafür die Sauna in Anspruch nehmen. Das ist im Moment leider in öffentlichen Saunabetrieben nicht möglich. Daher würde ich anraten, dass man das wohltuende Schwitzen zu Hause macht.

Ziehen Sie sich mehrere Lagen Kleidung an und trinken Sie eine Kanne (ca. 1 Liter) voll Lindenblütentee. Nach dem Trinken legen Sie sich ins Bett, am besten mit 2-3 Decken über dem Körper. Es soll richtig schön heiß werden, so dass Sie anfangen zu schwitzen.

Trinken Sie danach viel Wasser. Ihr Körper muss die Flüssigkeit die er durch das intensive Schwitzen verloren hat wieder reinholen.

Wichtig: Auch hierbei sollten Herzpatienten sehr vorsichtig sein.

Schluss mit Genussmitteln wie Rauchen, Alkohol und Kaffee:

Dieser Punkt ist sehr wichtig. Auch hier müssen Sie den Konsum nicht sofort auf 0 herunterfahren. Reduzieren Sie den Konsum dieser 3 Genussmittel. Sie wirken vor allen Dingen negativ in den Stoffwechsel ein. Sie verursachen ein Ungleichgewicht des Säure-Basen-Haushalts (Übersäuerung) und provozieren Entartungen (Krebs). Ihre Wirkung auf die Leber und die restlichen Ausscheidungsorgane ist sehr negativ. Des weiteren sind sie belastend und blockierend für die Organe und die umhüllenden Fascien. Das gesamte Fasciensystem wird durch sie beansprucht und in seiner Beweglichkeit eingeschränkt.

Schlafen Sie ausreichend:

Ich würde Ihnen empfehlen mindestens 7 Stunden pro Tag zu schlafen. Der Schlaf ist außerordentlich wichtig für das korrekte Funktionieren des gesamten Körpers.

Wer nicht genügend Schlaf bekommt, schwächt seinen Körper massiv. Er wird anfälliger für Krankheiten und sein Schmerzempfinden wird gesteigert. Außerdem nimmt Ihre Konzentration ab und Sie werden zunehmend vergesslich.

Für die Leute mit Schlafproblemen empfehle ich folgendes:
- Führen Sie eine Schlafroutine durch: Trinken Sie vor dem zu Bett gehen einen Tee (z.B. Orangenblütentee) und machen Sie nichts körperlich oder geistig anstrengendes mehr. Handys oder

Tablets haben weder im Schlafzimmer etwas zu suchen, noch sollten sie kurz vor dem zu Bett gehen verwendet werden.

- Achten Sie auf die Schlafhygiene: Das Schlafzimmer sollte abgedunkelt sein und die Temperatur im Zimmer weder zu warm noch zu kalt sein. Schlafen Sie nicht vor dem Fernseher ein, weil es zu unruhigem und ineffizientem Schlaf führt.

- Führen Sie, wenn Sie im Bett liegen, eine Atemübung durch. Die Übung wird Sie mit ein wenig Routine entspannen. Stellen Sie sich vor, Ihre Gedanken wären wie ein Fluss. Sie fliessen an Ihnen vorbei und bleiben niemals stehen.

Kapitel 4

Bewegung ist ALLES

Nachfolgend habe ich Ihnen ein paar Tipps und Tricks zum Thema **Bewegung ist ALLES** aufgeschrieben.

Sie müssen nicht denken, dass Sie jeden Tipp haargenau befolgen müssen.

Sie können sich z.B. ein paar Tricks, die Ihnen besonders gut gefallen, heraussuchen, um diese dann enthusiastisch durchzuführen.

Gehen Sie spazieren:

Eine simple Weise um Bewegung und Durchblutung in den Körper zu bekommen. Er wird es Ihnen danken. Nehmen Sie sich jeden Tag 20 Minuten Zeit um an die frische Luft zu gehen. Die Bewegung stärkt Ihr Immunsystem und bringt Sie auf andere Ideen.

Nutzen Sie den Spaziergang und atmen Sie tief durch die Nase ein und durch den Mund wieder aus. Dabei sollten Sie darauf achten die Ausatmung länger zu machen als die Einatmung.

Falls Sie fit sind, dürfen Sie auch Ihren Kreislauf ein wenig fordern und zwar indem Sie 20 Sekunden laufen um danach wieder normal weiter zu gehen.

Zuheim Sport machen:

Falls Sie keine Lust haben draussen spazieren zu gehen, oder schlichtweg nicht die Möglichkeit besteht, dann stellen Sie sich für zuhause ein Hausübungsprogramm zusammen.

Ich empfehle dabei, auch in Hinsicht auf die Stärkung des Immunsystems, ein Programm mit dem Ziel die Kraftausdauer zu schulen.

Geeignete Übungen sind:
    Kniebeugen

- Schnell auf einer Stelle laufen und immer wieder mit den Fäusten nach vorne boxen

- Führen Sie den Armstütz durch (gehen Sie in die Liegestützposition) und bleiben Sie dort für mehrere Sekunden

- Gehen Sie in die Bauchlage und heben Sie die Arme und den Kopf (jetzt imitieren Sie mit den Armen Schwimmbewegungen, wie z.B. kraulen. Dabei dürfen die Beine, je nach Fitnesslevel sowie Gesundheitszustand auch vom Boden abgehoben werden

- Je nach Verfügbarkeit kann man sich auch auf das Ergometer schwingen und ein wenig radeln

Machen Sie Yoga:

Yoga hilft bei der Entspannung und fordert Geist und Körper. Sie können sich den nötigen Input auf YouTube holen.

   Beispiele für Yogaübungen sind:
- Herabschauender Hund

- Krieger/Heldenstellung

- Brett

- Dreieck

Benutzen Sie Fitnessapps oder YouTube Kanäle um sich fit zu halten:

Fitnessapps auf dem Handy und diverse YouTube Kanäle sind sehr gut geeignet um den Körper zu trainieren und dadurch ihn mit dem zu versorgen was er benötigt.

Kapitel 5

Seine Ängste und Emotionen in den Griff bekommen

Nachfolgend habe ich Ihnen eine ganze Reihe Tipps und Tricks zum Thema **seine Ängste und Emotionen in den Griff bekommen** aufgeschrieben.

Sie müssen nicht denken, dass Sie jeden Tipp haargenau befolgen müssen.

Sie können sich z.b. ein paar Tricks, die ihnen besonders gut gefallen, heraussuchen um sie dann enthusiastisch durchzuführen.

Ängste haben ist normal. In ihnen zu leben, ist es nicht.

Es ist völlig normal, dass Menschen in solchen Krisen vermehrt Angst empfinden. Die Einen empfinden Angst mehr als die Anderen. Problematisch wird es nur, wenn sie zum Selbstläufer wird und wir in der Angst leben. Es ist auch jetzt wichtig zu leben und sich nicht angstvoll zu verkriechen.

Grundsätzlich möchte ich an dieser Stelle deutlich sagen, dass das verspüren von Ängsten absolut normal und auch überlebensnotwendig ist. Jedoch ist es sehr wichtig diese Ängste nicht über sich herrschen zu lassen, da sie blockierend und einschränkend auf den Körper und den Geist wirken.

Angst ist für mich wie ein Muskel. Wenn man ihn trainiert, wird er stark, wenn man ihn vernachlässigt, dann bleibt er schwach. Obwohl die Angst immer auslösbar sein wird, bestimmt Sie so nicht mehr unser Leben.

H ein paar Beispiele:

- eispiel 1: Sie lesen ein Boulevardblatt und studieren einen ngstauslösenden Artikel nach dem andern. Gleichzeitig sind ie vertieft und verspüren Unbehagen bzw. Angst = Ihr Angst- muskel wird stärker.

- Beispiel 2: Sie sprechen mit Ihren Lieben und das einzige Thema ist das Coronavirus. Gleichzeitig sind Sie in das Ge- spräch vertieft und verspüren Unbehagen bzw. Angst = Ihr Angstmuskel wird stärker.

Beispiel 3: Sie umgehen gewisse angstbringende Artikel und studieren zwischen drin andere Artikel, die in Ihnen angeneh- mere Gefühle auslösen. Sie werden höchstwahrscheinlich we- niger Angst verspüren = Ihr Angstmuskel wird schwächer.

Beispiel 4: Sie lesen ein gutes Buch oder schauen eine span- nende Serie. Die beiden lenken Sie ab = Ihr Angstmuskel wird schwächer.

Beispiel 5: Sie lesen 2-3 Artikel über das Coronavirus. Das kann bei Ihnen Unbehagen bzw. Ängste auslösen. Wenn das geschieht, versuchen Sie sich selbst zu beeinflussen. Sprechen Sie in Ihren Gedanken von Hoffnung und dass alles gut kommt. Wenn Sie diese Selbstbeeinflussung gut beherrschen und häufig durchführen, ist es wahrscheinlich, dass Ihr Angst- muskel schwächer wird.

ch möchte hier darauf hinweisen, dass ich weder Arzt noch Psychologe n. Das ist ein Gedankenkonstrukt von mir und ich habe es sehr häufig erlebt. Ich gebe es Ihnen hier an dieser Stelle weiter und hoffe, dass e das Beste daraus machen.

Meditation:

Meditation ist eine tolle Idee, wenn man Probleme mit Ängsten und dem Abschalten von diesen hat. Sie bietet Hilfe beim Abschalten im Alltag. Sie lässt einem ein wenig von dem Abstand nehmen was uns Angst macht und von Dingen die wir nicht ändern können. Jeden Tag durchgeführt führt das zur Routine und zur Steigerung der Effizienz einer Meditation.

Folgend habe ich ein paar Wirkungen der Meditation aufgelistet:
- Stessregulation

- Verbesserte Konzentration

- Vegetativer Ausgleich

Im Internet (z.B. YouTube) befinden sich viele Anleitungen für Meditation. Sehen Sie sich das einfach mal an.

Essen Sie Feigen und Datteln:

Der Verzehr der beiden kann stimmungsaufhellend sein. Sie beinhalten Tryptophan sowie Magnesium und können daher in den Serotoninspiegel des Gehirns eingreifen.

Andere Lebensmittel die das Belohnungszentrum des Gehirns beeinflussen können, sind: Bananen, Avocado, Pflaumen, Ananas.

Da der Hauptbildungsort von Serotonin der Darm ist, ist es auch hier lohnenswert auf die Darmgesundheit zu achten. Das heisst wenig Fleisch und viel grünes Gemüse mit reichlich Ballaststoffen zu sich zu nehmen.

Tief und bewusst atmen:

Das Zwerchfell ist der Hauptatemmuskel des Körpers. Zu seinen Funktionen zählen neben der Atmung auch die Förderung der Darmbewegung, sowie der Druckausgleich zwischen dem Brustkorb und dem

Hier noch ein paar Beispiele für positive Glaubenssätze:

- Ich werde nicht krank

- Ich habe keine Angst und werde nicht an mir zweifeln

- Ich überstehe diese Zeit und werde nachher stärker denn je sein

Miteinander sprechen:

Es ist wichtig sich untereinander über die Gefühle und auch die Ängste die man hat auszutauschen. Machen Sie das und zwar nicht zu knapp. Da wir uns im Moment nicht häufig in geselliger Runde befinden, kann ich noch das telefonieren über Handy und WhatsApp oder gar die Videotelefonie über Skype empfehlen.

Versuchen Sie viel über das was sie bewegt und verunsichert mit Ihren Verwandten und Freunden zu reden. Denn reden ist Verarbeitung.

Keine Panik:

Versuchen Sie sich nicht panisch machen zu lassen und keine Ängste zu entwickeln. Angst wie auch Panik bedeuten für den Körper Stress. Beim kurzzeitigen Stress werden die Hormone Adrenalin und Noradrenalin ausgeschüttet. Dauerhafter Stress, wie er momentan in vielen Haushalten anzutreffen ist, geht mit der Ausschüttung von Cortisol einher. Cortisol ist ein Hormon was sehr gerne Entzündungen auslöst und das Immunsystem schwächt. Dieser chronische Stress könnte eine Einladung für das Coronavirus, andere Viren oder auch für Bakterien sein.

Bitte lächeln:

Das Lächeln manipuliert unser Nervensystem und entspannt uns. Es verschafft uns eine gewisse Leichtigkeit. Wir fühlen uns fitter und aufgeweckter. Außerdem könnte es uns helfen aus einem mentalen Tief heraus zu kommen.

...en Sie positiv, egal wie schrecklich die Nachrichten von heute wa-
... Beginnen Sie sich wieder auf den morgigen Tag zu freuen und be-
... en Sie, dass es auch wieder andere Zeiten geben wird.

...en Sie das Virus nicht zu sehr in Ihre Gedanken:

...1 wenn Sie sich häufig mit ihm auseinander setzen und so Ihren
... tmuskel stärken kann es sein, dass Sie plötzlich Symptome entwi-
...1 und krank werden. Manchmal braucht es nur einen Reiz auf unser
...ensystem und das muss noch nicht einmal etwas mit dem Corona-
...; zu tun haben.

...r Vagusnerv:

...r Vagusnerv ist der sogenannte Entspannungsnerv unseres Körpers.
...st sehr weitläufig und hat viele Funktionen. Manche Therapeuten
...en auch, dass er den Menschen heilen kann.

...s davon richtig ist, kann ich nicht mit Bestimmtheit sagen. Was ich
...gegen sagen kann ist, dass er eine sehr wichtiger Teil des Körpers ist
...d es sich definitiv lohnt ihn zu behandeln.

...er seine Nervenstränge beeinflusst er wichtige Organe wie die Leber,
...e Nieren, die Milz, die Lungen und das Herz. Er zieht sogar bis runter
...das Becken und versorgt die Geschlechtsorgane.

...enn man es selbst schafft ihn zu behandeln, kann man einen positiven
...fluss auf die Ausscheidung des Körper, wie auch die Entgiftung und
...s Immunsystem nehmen. Wie Sie sich denken können ist der Vagus-
...rv auch sehr wichtig für den Dünndarm und somit für die Abwehr-
...äfte des Körpers.

...ei Übungen um ihn zu beeinflussen habe ich hier aufgelistet:

Einer der Orte wo der Vagusnerv sehr weit an die Oberfläche
tritt, ist das Ohr. Wir können ihn dort sehr gut selber behandeln indem wir die Ohren langsam, rhythmisch und ohne viel
Kraft reiben.

- Der zweite Ort, wo er gut zu behandeln ist, ist der Hals. Nehmen Sie den Kehlkopf zwischen Daumen und Zeigefinger und bewegen Sie ihn langsam, ohne viel Kraft sowie rhythmisch nach rechts und links.

Sagen Sie jetzt „Nein":

Trauen Sie sich „Nein" zu sagen. Das haben viele von uns schon mal gehört. In der momentanen Zeit erhält es eine ganz neue Bedeutung.

- Sagen Sie „Nein" zu ihren Freunden, die sich mit Ihnen zu einem gemütlichen Abend treffen wollen. Bedenken Sie, dass die zu häufig benutzte Antwort „Ja", Sie und andere gefährden könnte.

- Sagen Sie „Nein" zu der Freundin, die nur ein Thema kennt, nämlich das Coronavirus. Das heisst nicht, dass Sie sie dauerhaft zurückweisen sollten, es hat nur zu bedeuten, dass Sie selbst auf sich acht geben und nicht Ihren Angstmuskel trainieren wollen.

- Sagen Sie „Nein" zu Panikmache, Hysterie und Angst. Bedenken Sie auch diese Zeit wird vorüber gehen.

Kapitel 6

Tipps für das alltägliche Leben

Nachfolgend habe ich Ihnen eine ganze Reihe Tipps und Tricks zur Meisterung Ihres **alltäglichen Lebens** aufgeschrieben.

Sie müssen nicht denken, dass Sie jeden Tipp haargenau befolgen müssen.

Sie können sich z.b. ein paar Tricks, die Ihnen besonders gut gefallen, heraussuchen um sie dann enthusiastisch durchzuführen.

Lächeln statt Hände schütteln:

Da wir mit unseren Händen wirklich alles machen worauf wir gerade so Lust haben, empfiehlt es sich das gerade jetzt das kritisch zu beäugen.

Ich habe neulich gelesen, dass sich ca. 4´700 unterschiedliche Bakterien auf unserer Hand befinden. Obwohl zweifelsohne nicht jeder Keim gefährlich ist, ist das Potential zum krank werden gewaltig.

Was fassen wir denn alles an? Haben wir uns oft genug die Hände gewaschen? Wasche ich mir die Hände nachdem ich nach Hause gekommen bin und bevor ich esse? Des öfteren kommt die Hygiene unserer Hände zu kurz. Sie dienen als Brutnester für viele Erreger. Diese tauschen wir mit anderen Menschen aus, sobald wir uns freundschaftlich die Hand reichen.

Da das Coronavrius hochvirulent (sehr ansteckend) ist und es selbstverständlich auch die Hände für eine gewisse Zeit bewohnen kann, sollten wir es strickt vermeiden anderen Menschen, solange diese Pandemie andauert, die Hand zu geben. Dieses Verhalten empfiehlt sich auch in Zeiten wo Corona die Medien nicht dominiert, sondern die alljährliche Grippe mal wieder auf dem Vormarsch ist.

Um uns und andere Menschen zu schützen wäre es gut, wenn wir unsere lieb gewonnenen Gewohnheiten für eine Weile bei Seite lassen und uns eher mit einem freundlichen Lächeln anstatt mit der Hand begrüssen würden.

chen Sie sich die Hände:

mit der Flut an Krankheitserregern zurecht zu kommen lohnt es sich
dig auf seine Handhygiene zu achten.

ten Sie darauf, dass Sie nach dem Toilettengang, vor dem Essen,
h dem Sie nach Hause gekommen sind, nachdem Sie den Müll her-
gebracht haben, nachdem Sie die Nase geschnäuzt haben, sich die
de waschen.

erell empfiehlt man den folgenden Verlauf zum Waschen der
de:

Nehmen Sie beim Händewaschen genug Seife in die Hände.

Das Waschen soll mindestens 20 Sekunden dauern.

Führen Sie Handinnenfläche an Handinnenfläche und zerrei-
ben Sie die Seife zwischen den Beiden.

Streichen Sie mit der rechten Handinnenfläche über den linken Handrücken. Das wiederholen Sie anschliessend auf der
anderen Seite (mit der linken Handinnenfläche über den
rechten Handrücken)

Jetzt reiben Sie die Räume zwischen den Fingern ein.

Nun verankern Sie die Finger so ineinander, dass die Außenseite der linken Hand an der Handinnenfläche der rechten
Hand liegt. Fangen Sie nun an die beiden gegeneinander zu
reiben. Anschließend wiederholen Sie den Vorgang mit der
Außenseite der rechten Hand an der Handinnenfläche der linken Hand.

Nun umschließen Sie mit der linken Hand den rechten Daumen und reiben ihn. Das machen Sie dann auch mit dem linken Daumen durch die rechte Hand.

- Jetzt die Fingerspitzen der einen Hand zusammenführen und in der Handinnenfläche der anderen Hand reiben. Das dürfen Sie dann auch auf der anderen Seite wiederholen.
- Zu guter letzt reiben Sie die Außenkante der beiden Hände ein.

Leider kann ich Ihnen an dieser Stelle keine Bilder von dem Ablauf zeigen kann. Dieser Ablauf ist ganz einfach im Internet ersichtlich. Geben Sie einfach in die Google Suche den Satz „Ablauf Hände waschen" ein und Sie werden fündig.

Ablauf der Händedesinfektion:

Der Ablauf der Händedesinfektion ist identisch zu dem Ablauf den ich oben unter „Waschen der Hände" beschrieben habe. Es ist jedoch wichtig zu erwähnen, dass jeder Schritt in dem Ablauf 5 Sekunden durchgeführt werden muss. Insgesamt sollten Sie die Hände 30 Sekunden lang desinfizieren.

Zuerst desinfizieren, dann waschen:

Es empfiehlt sich sehr zuerst die Hände zu desinfizieren und anschliessend zu waschen. Wenn Sie vor dem Desinfizieren die Hände waschen, verdünnt sich das Desinfektionsmittel mit dem Wasser, das sich noch in den Poren der Hand befindet. Das führt zu einer Verdünnung des Desinfektionsmittels und damit zu einer schlechteren Wirkung.

Husten/Niesen Sie in die Ellenbeuge und nicht in die Hand:

Wenn Sie mal husten und niesen müssen, tun Sie das am Besten in die Ellenbeuge. Das dient dazu, dass wir mit den Händen, die wir auch für das Öffnen der Türen gebrauchen, nicht zu sehr die Keime verteilen. Ein Nieser in die Ellenbeuge schützt unsere Mitmenschen und genauso uns vor einer erneuten Infektion mit dem gleichen Keim.

ren Sie Papiertaschentücher mit sich:

utzen Sie diese so oft wie möglich. Man kann sie leicht wegwerfen, urch tragen sie nicht so sehr zur erneuten Infektion bei.

sen Sie sich nicht ins Gesicht:

Nase, die Augen und der Mund sind optimale Eintrittspforten für me und das Coronavirus. Halten Sie Ihre Hände stets entfernt von sen Stellen, am Besten gleich vom gesamten Gesicht. Sie tragen durch dazu bei, dass sich das Virus nicht weiterverbreitet.

stand halten kann Leben retten:

alten Sie sich in der momentanen Zeit mindestens 2 Meter entfernt n Menschen auf, die nicht zu Ihrem Haushalt gehören. Das beruht rauf, dass allein mit unserer Atemluft, die wir mit jedem Atemzug in e Welt hinaus pusten, bereits viele Viren und Bakterien ins Freie ge- ngen und eine potentielle Gefahr darstellen.

s steht fest, dass man dadurch viele Leben retten kann. Daher ist es nsere Pflicht uns so gut wie eben möglich daran zu halten.

ei Symptomen einer Atemwegserkrankung bleiben Sie nach Möglichkeit daheim:

Wenn sich bei Ihnen Symptome einer Atemwegserkrankung zeigen (z.B. Husten, Atemnot, auch in Kombination mit Fieber), bleiben Sie nach te- efonischer Absprache mit Ihrem Hausarzt und ihrem Arbeitgeber zu Hause.

Desinfizieren Sie so oft wie möglich Ihr Handy:

Das Handy gilt als wahre Keimschleuder und sollte so oft wie möglich desinfiziert werden. Mit unserem Mobiltelefon können die Keime in un- ser Gesicht gelangen und uns krank machen.

Nutzen Sie für das Reinigen dosiert verwendetes Desinfektionsmittel.

Fassen Sie nicht da an wo alle anfassen:

In der Öffentlichkeit gilt, so wenig wie möglich mit der Hand berühren. Lassen Sie Ihre Hände entfernt von Türen, verwenden Sie dafür nach Möglichkeit Ihren Ellenbogen. Vermeiden Sie das Anfassen des Handlaufs an der Treppe oder der Rolltreppe. Benutzen Sie für den Einkaufswagen falls möglich Einweghandschuhe. Wenn nicht möglich, dann desinfizieren Sie Ihre Hände nach dem Verwenden des Wagens.

Cremen Sie Ihre Hände so oft wie möglich ein:

Durch das viele Waschen der Hände werden diese spröde und rissig. Diese Risse sind Eintrittspforten für Bakterien und Viren. Daher sollten Sie in regelmässigen Abständen Ihre Hände eincremen, um sie vor dem austrocknen und dem rissig werden zu schützen.

Nutzen Sie die Zeit und kommen Sie aus dem Alltagstrott heraus:

Wenn Sie durch die Virus-Pandemie nun mehr Zeit den je haben und Sie sich vielleicht hilflos und verloren fühlen, dann nutzen Sie die Zeit und lernen Sie sich besser kennen. Diese Zeit kann uns auch neue Impulse bringen und uns zu Dingen führen, die für uns spannend sind und unseren Horizont erweitern können.

Überlegen Sie doch einfach, ob es etwas gibt was Sie schon immer machen wollten und wofür Ihnen bisher die Zeit fehlte. Das können viele unterschiedliche Dinge seien, wie zum Beispiel:

- Fangen Sie an zu malen. Das Malen entspannt Sie und verbessert Ihre Wahrnehmung und Achtsamkeit

- Fangen Sie an zu backen und/oder zu kochen

- Lesen Sie ein interessantes Buch

- Sehen Sie mal wieder einen guten Film oder eine gute Serie an

Spielen Sie mit Ihren Lieben ein Gesellschaftsspiel (Ich habe früher gerne „Mensch ärgere dich nicht" und „Memory" gespielt)

ən Sie einfach ein Mensch und leben Sie im Jetzt.

rwenden Sie an kalten Tagen einen Schal:

rwenden Sie an kalten Tagen auf jeden Fall einen Schal. Dieser ist im ɔment wichtiger denn je. Er hält einen Körperteil von uns warm, der ɪr gerne von Viren und Bakterien dazu verwendet wird, um uns zu izieren. Ein Kältereiz wirkt auf den Rachen, den Kehldeckel sowie die ftröhre und sorgt dafür, dass sie ihre Aufgabe, die Keime auszusper- n, nicht mehr erfüllen können.

n Mundschutz ist nur für Erkrankte zu empfehlen:

/enn wir als „Gesunde" einen Mundschutz verwenden, bedeckt er le- iglich 2 von 3 Eintrittspforten des Gesichts. Die Augen, die über den ɔgenannten Tränen-Nasen-Gang eine Verbindung zum Rachen haben, ind dabei überhaupt nicht geschützt.

)eswegen ist zu empfehlen, dass ein Mundschutz nur von Erkrankten 'erwendet wird, obwohl es dann trotzdem noch reichlich Ansteckungs- nöglichkeiten für uns gibt.

Meiden Sie Menschenmengen:

Die Gefahr, dass Sie in einer Menschenmenge das Coronavirus aufneh- men ist sehr hoch. Bleiben Sie lieber daheim und halten Sie Abstand solange die Pandemie andauert.

Bleiben Sie falls möglich zu Hause:

Natürlich, 100% sicher sind Sie daheim auch nicht. Jedoch sind Sie zu Hause um einiges sicherer als in der Innenstadt oder in einem Restau- rant.

49

Wechseln Sie so oft wie möglich die Bettwäsche:

Die Bettwäsche ist in einer Grippezeit ein wahrer Brutkasten für Keime. Besonders Erkrankte sollten in regelmässigen Abständen Ihre Bettwäsche wechseln und waschen.

Genau gleich verhält es sich mit der Zahnbürste. Da sich in der Mundhöhle jede Menge Bakterien und Viren tummeln, ist es naheliegend, dass man sich Tag für Tag aufs neue mit Ihnen infiziert. Ein regelmäßiger Wechsel der Zahnbürste wäre angebracht. Wenn es sich um eine elektrische Zahnbürste handelt, wäre es ausreichend, wenn man entweder den Zahnbürstenkopf wechselt oder diesen hin und wieder abkocht.

Schmeißen Sie gebrauchte Taschentücher sofort weg:

Wenn Sie die Taschentücher nach dem Benutzen immer wieder aufs neue in der Hosentasche lagern, vermehren sich dort die Keime. Die „warme" Hosentasche ist ein geeigneter Nistplatz für Keime. Hier können sie sich stetig vermehren.

Werfen Sie die schmutzigen Taschentücher also direkt in den Abfall und tragen Sie diese nicht mit sich herum.

Kapitel 7

Auch das werden wir überleben

Am Ende dieses Buches möchte ich darauf hinweisen, dass das Buch lediglich auf meinen eigenen Erfahrungen und Erkenntnissen beruht. Es besteht weder eine Garantie auf Heilung noch eine Garantie nicht von dem hochinfektiösen Coronavirus angesteckt zu werden. Selbstverständlich bietet dieses Buch ebenfalls keine Garantie auf Immunität gegenüber anderen Keimen.

Es ist lediglich ein Ratgeber in diesen schwierigen Zeiten und soll die Menschen die es lesen darüber informieren wie man mit eben diesen umgehen könnte. Ich erhoffe mir mit dem Buch ein verändertes Bewusstsein zu schaffen. Die Menschen die es lesen, sollen bewusster mit sich und ihren Mitmenschen umgehen. Das Buch soll informieren und genauso Mut machen.

Trotz katastrophaler Medienberichte und zunehmender Infektionen in Europa und auf der ganzen Welt bin ich der festen Überzeugung, dass wir auch diese Prüfung gut meistern werden. Die Menschheit hat schon viele schwierige Zeiten durchleben müssen und am Ende hat sie alle überstehen können.

Für viele Menschen ist dieses Virus und das was es bei uns bewirkt hat schwer nachzuvollziehen und äusserst beängstigend. Was momentan auf der Welt los ist, könnte die Handlung einer Fernsehserie sein, so surreal ist das alles. Börsen die innerhalb weniger Tage abstürzen, Geschäfte die schliessen müssen, Unternehmen die Konkurs anmelden, Regierungen die dazu gezwungen sind in das private und öffentliche Leben einzugreifen. Viele tausende Infizierte und hunderte Todesopfer haben wir bereits zu beklagen und es werden Tag für Tag mehr.

Das alles macht die Pandemie so bedrohlich und verstörend.

Es ist sehr schwer in all diesem etwas Positives zu erkennen, doch man sollte es auf jeden Fall tun.

e infizierte Familie unter Quarantäne sollte es. Die alten Menschen
e voller Angst sind sollten es.

ese Zeit bietet uns auch Möglichkeiten.

tzt fragen Sie sich bestimmt was es denn für Möglichkeiten sein sol-
n. Es ist unser verändertes Leben, unsere veränderte Gedankenwelt
us der früher oder später etwas neues gedeiht. Diese Zeiten verändern
nseren Blick auf die Welt, holen uns dadurch aus der Komfortzone und
issen uns über den Tellerrand hinausschauen.

ch gehe fest davon aus, dass die momentane Zeit in unseren Gehirnen
viel bewirkt und nicht nur zum Schlechten hin.

So kann aus einem passiven, sehr behäbigen Menschen jemand werden, der sein Leben aktiver denn je gestaltet.

Eine junge Frau die nie etwas für Kinder übrig hatte, entwickelt sich vielleicht jetzt zu einer Frau deren grosser Wunsch es ist nun Mutter zu
werden.

Ein Mensch der nie auf seine Gesundheit geachtet hat, erkennt vielleicht nun, dass sie das wohl wichtigste im Leben ist und es ein Fehler
war diese mit Füssen zu treten.

Ein anderer Mensch der sich schon immer mit einem eigenen Unternehmen selbstständig machen wollte, erkennt nun vielleicht, dass er jetzt
endlich seinen Traum wahr machen sollte.

Selbst wenn es nur die Eingebung ist ein Musikinstrument zu erlernen
oder sich bewusster ernähren zu wollen und man diese dann auch um-
setzt, ist das eine tolle Sache.

Ich hoffe und freue mich auf viele dieser Transformationen.

„Auch dies wird vorüber gehen". In meinen Gedanken spreche ich immer wieder diesen Satz. Er beruhigt mich, wenn ich mich in einer auf-
reibenden, energieraubenden Zeit befinde. Dieser Satz spiegelt das Auf
und Ab des Lebens wieder. Jeder Zeitraum ist limitiert. Die guten Zeiten

wie auch die schlechten Zeiten finden immer ihr Ende und wechseln sich dann miteinander ab.

Ich freue mich sehr auf den Zeitpunkt an dem sich die „Corona-Zeit" verabschiedet und eine gute Zeit an ihre Stelle tritt.

Ich möchte Ihnen zum Abschluss ein letztes Mal ins Gewissen reden.

Wir müssen durchhalten und uns immer wieder auf die Beine zwingen, auch wenn es uns mit dem Coronavirus gewaltig aus den Schuhen gehoben hat. Wir müssen uns auf das besinnen was die letzten Jahrzehnte häufig zu kurz kam, das Zusammenstehen und füreinander Eintreten. Lasst uns gemeinsam kluge Entscheidungen treffen in denen kein Platz für Panik ist. Lasst uns die Hygienebestimmungen befolgen, damit diese verheerende Pandemie Tag für Tag schwächer wird und immer weniger Menschenleben fordert.

Wenn Sie mal unaufmerksam und nachlässig werden sollten und auf die Handhygiene verzichten, um dann kurz darauf einem Freund diese Hand zu Begrüßung zu reichen. Dann sollten Sie an die Menschen denken die als sogenannte Risikogruppen bezeichnet werden:

Der ältere Herr, der im Winter aus reiner Nachbarschaftsfreundlichkeit vor unserem Haus den Schnee beiseite räumt um dann das Salz zu streuen.

Wir sind es der schwangeren Frau schuldig die im Supermarkt an der Kasse arbeitet um sich und ihre beiden Kinder mit allem Nötigen zu versorgen.

Wir sind es dem 4 jährigen Mädchen schuldig was uns zuwinkt während wir auf der anderen Strassenseite an ihm vorbei gehen.

Wir sind es dem 20 jährigen Mann schuldig der an Blutkrebs erkrankt ist, im Krankenhaus liegt und für den jeder Infekt der Tod bedeuten könnte.

sst uns auch für diese Menschen einstehen. Wir müssen ihnen zeigen, ss sie uns nicht egal sind. Wir müssen ihnen zeigen, dass sie nicht alne sind.

Gibt dem Coronavirus keine Chance. Es überlebt durch unsere Nachlässigkeit und vergeht durch die Solidarität zu unseren Mitmenschen.